G.-J. TEXIER

DOCTEUR EN MÉDECINE

L'HYGIÈNE DE LA VUE

DANS LES

ÉCOLES DE NANCY

LES LIVRES ET LE MOBILIER

NANCY

IMPRIMERIE BERGER-LEVRAULT ET Cⁱᵉ

18, RUE DES GLACIS, 18

1910

G.-J. TEXIER

DOCTEUR EN MÉDECINE

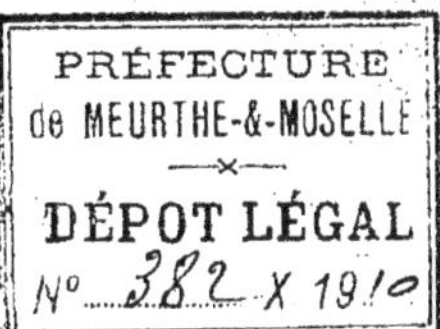

L'HYGIÈNE DE LA VUE

DANS LES

ÉCOLES DE NANCY

LES LIVRES ET LE MOBILIER

NANCY

IMPRIMERIE BERGER-LEVRAULT ET Cⁱᵉ

18, RUE DES GLACIS, 18

1910

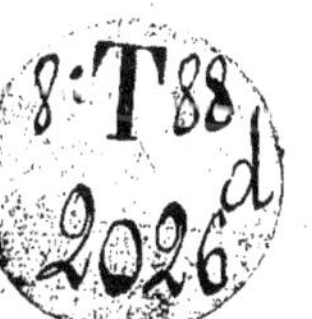

AVANT-PROPOS

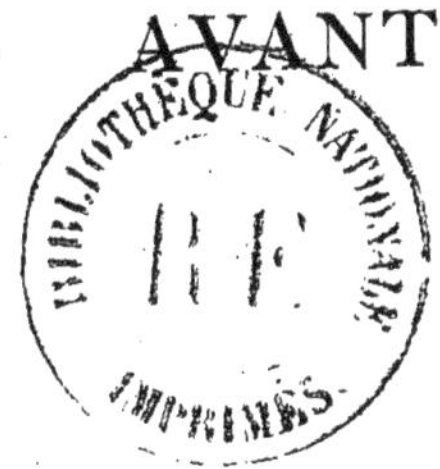

> « On n'acquiert pas l'instruction et la science sans qu'il en résulte un certain dommage pour le corps ; mais il faut veiller à ce que ce dommage ne soit pas plus grave qu'il ne le faut. » (HIPPEL.)

L'enfant passe en effet à l'école les années de sa vie pendant lesquelles il est le plus sensible aux influences extérieures et où son corps malléable se laisse le plus facilement déformer. Il ne faudrait pourtant pas que l'école soit une source de tares pour les jeunes générations qui viennent y puiser les notions d'instruction indispensables. Le contraire s'observe encore trop souvent malheureusement.

Dans une société où la lutte pour la vie devient de jour en jour plus âpre et plus féroce, on travaille de plus en plus intellectuellement, sans s'inquiéter assez si l'organisme n'a pas à souffrir du fait des conditions du travail.

Aussi, peut-on assister au spectacle attristant du défilé trop long des malingres scoliotiques ou voûtés et des anormaux visuels qui sortent des établissements d'instruction où les jeunes élèves bourrés intellectuellement, courbés des heures entières sur les livres, puisent, avec une instruction trop hâtive et trop théorique, des infirmités pour l'avenir.

« Il est incontestable qu'on surcharge les élèves, qu'on leur apprend une quantité de choses qui ont infiniment moins de valeur pour eux qu'une heure ou deux de récréation en plein air. On oublie qu'il en est des études scolaires comme de la nourriture. Ce n'est pas tout de manger, il faut digérer, et c'est seulement ce qu'on digère qui est profitable » (D^r DE-LORD, de Nîmes : *Le Péril myopique*).

On empile dans le cerveau de l'enfant les connaissances les plus variées et les plus nombreuses possibles : de l'histoire de France et de la géographie on passe à l'instruction morale et à l'instruction civique, de là aux sciences physiques et naturelles, pour s'arrêter plus loin dans le domaine du calcul et de l'arithmétique.

Les jeunes élèves travaillent cérébralement (ou fatigués s'engourdissent) durant de longues heures passées dans une immobilité qui elle aussi, pour cet âge, est une anomalie et une insulte faite à la nature.

Et que devient le corps ? Le corps, qui n'est pourtant pas l'enveloppe indifférente et négligeable de l'âme, méprisé, négligé, souffre en silence, acquiert lentement des difformités et prend les germes des infirmités futures.

De sorte que l'école, si l'on n'y prenait garde, viendrait augmenter le nombre des « diminués » de l'espèce, et formerait, par le surmenage intellectuel, joint à l'inertie corporelle, ce type d'individus que les Grecs méprisaient par-dessus tout, « des esprits sans philosophie et des corps sans culture physique ».

Où est le remède ? D'après Mosso, il faut :

« 1° Abolir les devoirs pendant les vacances ;

« 2° Avant sept ans, il n'est pas bon de fatiguer l'enfant à l'école ;

« 3° La durée des exercices ne doit pas excéder vingt minutes ou une demi-heure, et le maître doit, de son côté, rendre le travail attrayant, tout en ne supprimant pas l'effort chez l'enfant ;

« 4° La durée des classes sera de six heures par jour, trois heures le matin et trois heures le soir ;

« 5° Le travail scolaire sera fréquemment interrompu. »

Voilà les préceptes d'une sage hygiène qui devraient être suivis rigoureusement.

En diminuant les heures de travail intellectuel, en multipliant les moments passés au grand air et consacrés aux exercices physiques, l'école moderne se rapprocherait de l'école antique où l'élève meublait solidement son cerveau, formait son âme et développait son corps.

Ainsi, pourrait-on espérer pour l'avenir des organismes moins tarés !

Tout cela a été dit depuis bien des années : il y a longtemps qu'a été poussé le cri : *Mens sana in corpore sano*, qui doit ramener les sociétés vers une observation plus stricte des lois de la nature, véritable programme d'éducation et aussi cri d'alarme pour des générations qui s'étiolent.

Ce que nous disons là n'est certes pas du nouveau : mais est-ce du temps perdu que de répéter des vérités d'autant plus méconnues et inobservées qu'elles sont plus simples et plus banales ?

Petit à petit, sous l'impulsion des ophtalmologistes, des hygiénistes et des pédagogues qui se sont occupés de ces importantes questions et les ont vulgarisées, on s'est mis à réformer, à modifier les conditions du travail scolaire. Les règles qui les régissent sont d'ailleurs nettement établies ; c'est à la société de les appliquer, si elle est soucieuse de la santé des enfants qu'on lui confie.

En ce qui concerne l'hygiène de la vue dans les écoles, Montpellier a donné l'exemple.

Sous l'impulsion du professeur Truc, l'inspection

oculistique des écoles fonctionne dans cette ville et donne de bons résultats. Depuis 1906, Nancy profite de la même institution, sous la direction de M. le professeur ROHMER.

L'importante question de l'éclairage, dans les écoles de la ville, a été étudiée de façon très approfondie et complète et traitée d'une manière définitive dans le travail de longue haleine : *Contribution à l'inspection oculistique. — L'éclairage dans les écoles de Nancy,* thèse du Dr VERNIER, chef de clinique ophtalmologique, que nous remercions ici pour l'amabilité avec laquelle il mit à notre disposition les résultats de ses laborieuses recherches.

Notre thèse, plus humble, traite des livres et du mobilier dans les écoles de Nancy.

Travaillée durant notre service militaire, les circonstances nous ont obligé de la terminer plus rapidement qu'à notre gré. Nous y avons étudié en détail quelques-unes des plus anciennes et des plus récentes écoles. Les autres nous ont moins retenu. D'ailleurs, tant au point de vue mobilier que livres, elles présentent à peu près toutes les mêmes particularités.

Et, après avoir exposé les conditions considérées par les auteurs comme les meilleures concernant ces objets, nous comparons les données théoriques idéales aux résultats de nos observations.

Avant de quitter la Faculté, nous tenons, ayant fait la première moitié de nos études médicales à Toulouse, à exprimer notre gratitude aux professeurs A. et R. Cestan, Tapie, à M. Dop, professeur à la Faculté des sciences, qui fut notre guide à nos débuts dans la médecine, au Dr Daunic, qui en même temps qu'il nous intéressait à l'anatomie pathologique était pour nous un camarade de sport. Un bon souvenir aussi à nos camarades des bords de la Garonne, les docteurs Souquet, Lannes, Mallavialle, Tamalet, Olive, et aussi aux docteurs Jeannequin et Lambert, aide-major au Val-de-Crâce, avec qui le hasard nous a réuni à Nancy.

Nous remercions sincèrement tous nos maîtres de la Faculté de Nancy, M. le professeur Rohmer, qui a bien voulu être notre président de thèse, après avoir toujours été pour nous dans ses cliniques, si intéressantes et si utilement suivies, un maître plein de bienveillance et d'amabilité ; MM. les professeurs Herrgott, Haushalter, Spillmann, et Weiss qui ne reçoit ici qu'un faible hommage de notre profonde reconnaissance.

Nous remercions également MM. les professeurs agrégés Spillmann, Fruhinsholz, Étienne et Richon ; c'est avec un intérêt toujours renouvelé que nous avons suivi leurs si captivantes leçons.

Toutes nos sympathies à nos camarades de la Faculté de Nancy, aux docteurs Vauvray, Heisch, Algan, Bonnet, en particulier.

Et puisque nous avons terminé nos études en faisant notre service militaire, nous exprimons ici toute notre reconnaissance à nos chefs : M. le médecin-major de 1re classe Vigneron, qui nous a aimablement donné les facilités pour continuer à fréquenter la Faculté et les hôpitaux, M. le médecin-major Reverchon, qui fut pour nous un véritable maître et un conseiller éclairé et plein de bonté, et M. le médecin aide-major Létang ; leur indulgente bienveillance nous a permis de mener à bien notre dernière année d'études.

L'HYGIÈNE DE LA VUE

DANS LES

ÉCOLES DE NANCY

LE MOBILIER ET LES LIVRES

CHAPITRE I

HISTORIQUE

De nos jours où l'hygiène surveille et réglemente les conditions si diverses dans lesquelles s'exerce l'activité humaine, le mouvement esquissé il y a quelques années au sujet de l'hygiène scolaire en général s'accentue de plus en plus et, en particulier, l'on a reconnu que, s'il était nécessaire de défendre l'école contre les maladies infectieuses, il était aussi du plus haut intérêt d'y protéger chez les élèves ce sens éminemment précieux et si négligé, la vue, qui trop souvent s'exerce dans les établissements d'instruction dans les conditions les plus fâcheusement nuisibles et les plus contraires aux indications de l'hygiène.

En un mot, on organise la lutte contre la myopie,

scolaire, afin d'en enrayer les progrès chez ceux qui en portent le germe et pour en empêcher l'éclosion chez ceux qui en sont indemnes.

Cette lutte débute à la fin du dix-huitième siècle. P. Franck reconnaissait alors que le mauvais éclairage est la cause de nombreuses maladies d'yeux.

A.-G. Beer et James Ware, au commencement du dix-neuvième siècle, suggèrent l'idée de relations possibles entre la myopie et les conditions scolaires défectueuses.

Cependant, les recherches restèrent isolées et, à part les publications de Lopatine à Stavropol (1835), de Skokalski à Paris (1848), Schürmayer à Bâle, en 1856, sur la myopie scolaire, il faut arriver à Cohn de Breslau pour trouver d'importants travaux sur cette question.

A cette époque, l'école ophtalmologique de Von Grœfe brillait du plus vif éclat, et les hygiénistes allemands s'inquiétaient du réel danger de la myopie scolaire.

Cohn, dont le nom se retrouve chaque fois qu'il s'agit d'hygiène oculaire, publie dès 1867 une remarquable statistique basée sur l'examen de 10.000 élèves. Il établit que la myopie progresse avec l'âge et les études, que cette augmentation porte aussi bien sur le nombre des myopes que sur le degré de la myopie, enfin, qu'elle est en rapport direct avec la diminution de l'hypermétropie.

Dès ce moment, les recherches se multiplient dans tous les pays et se précisent en France.

La question de la myopie scolaire est envisagée sous tous les rapports. Schürmayer, Hoffmann, Manz, Conrad, Priestley, Smitch, Hadlow, Dor, Félix, Loring et Derby, Dransart, et bien d'autres, examinent les élèves dans les écoles primaires et supérieures, les lycées, les écoles professionnelles et universités.

Ott trouve chez les élèves d'une école 19 % de myopes; trois ans plus tard, chez les mêmes écoliers, il en compte 47 %. Tous ces auteurs, dans leurs conclusions, confirment celles de Cohn.

Erismann établit que les élèves internes sont plus souvent myopes que les externes et Van Roosbroeck, que la myopie vient toujours avant l'âge de quinze ans. On essaie aussi de démontrer l'influence du sexe, de la race, de la nationalité sur la myopie. Loring et Derby, Pflüger, Nicati et Reich, montrent que le nombre de myopes est plus élevé dans certaines nations, surtout chez les israélites, les Allemands et les Suisses; les Américains, au contraire, y sont moins sujets.

La myopie serait même l'apanage des races civilisées, selon Cellan.

Ensuite, on étudie les causes de la myopie et parmi elles, l'influence de l'éclairage et de ses défectuosités. Cohn rencontre 15 % de myopes dans les classes mal éclairées, 6 % dans les classes bien éclairées. Alors, pour mesurer l'éclairage, Landolt, Bertin-Sans, Weber, Mascart, Javal, Imbert, Cohn, Truc construisent des photomètres; Javal, Hoffmann et Laguerre essaient de déterminer le minimum visuel d'éclairage nécessaire. Les positions des fenêtres, l'éloignement des maisons voisines, l'orientation des bâtiments fournissent la matière de travaux spéciaux de Trélat, Gariel, Javal, Zwerg, Lang et Réclam.

Un éclairage défectueux entraîne chez l'écolier des attitudes défectueuses, c'est ce que Berlin et Rembold établissent.

Dans une école de filles âgées de six ans, ils trouvent comme distance moyenne entre l'œil et la plume 11 centimètres. On étudia ensuite les tables, les pupitres et les bancs, causes certaines de la myopie qui, lorsque leur hauteur n'est pas adaptée à celle de l'écolier, l'obligent à des positions fâcheuses, aussi bien pour l'œil que pour la colonne vertébrale et la cage thoracique.

Poussant plus loin les investigations, les ophtalmologistes recherchent dans la nature, la couleur du papier, le mode d'écriture et la forme typographique des caractères d'imprimerie, les conditions favorables ou contraires aux règles d'une bonne hygiène oculaire.

L'écriture fut aussi l'objet d'études : l'écriture anglaise penchée ou oblique et l'écriture droite furent tour à tour condamnées ou recommandées.

L'écriture au crayon est jugée mauvaise par Horner, qui établit que les mêmes lettres écrites à l'encre sont visibles à 1^{m}20 et au crayon à 90 centimètres seulement.

Enfin, Javal recherche les relations entre les caractères d'imprimerie, leur hauteur, leur épaisseur, l'interlignage et la longueur des lignes avec le développement de la myopie.

CHAPITRE II

LA MYOPIE SCOLAIRE

Étiologie — Pathogénie

La question de la myopie scolaire est très controversée et la genèse de cette amétropie n'est pas encore élucidée d'une façon sûre et définitive. Certains auteurs en font un effet de la syphilis, de l'astigmatisme, de l'hérédité; pour d'autres, elle serait la conséquence d'une réflectivité bulbo-médullaire exagérée qui entretiendrait la contracture du muscle accommodateur. D'autres en font une affaire de race, de structure crânienne et surtout de conformation orbitaire, et enfin une grosse majorité fait de la myopie une conséquence fatale de la scolarité.

On est mieux fixé sur les modifications de structure dépendantes de la myopie et qui font que cette amétropie, trouble fonctionnel, repose sur un substratum organique bien défini, qui, sous l'influence des causes entrevues dans le chapitre précédent, s'établit peu à peu d'après un mécanisme aujourd'hui bien connu.

La myopie est due, dans la grande majorité des cas, à un allongement de l'axe antéro postérieur de l'œil : l'œil myope est un œil trop long, dans lequel les images viennent se former en avant de la rétine. Cet allongement se produit de la façon suivante : Quand une personne à vue normale veut regarder de près un objet, pour le voir nettement, elle doit accommoder, afin de ramener l'image formée sur la rétine. Cela s'obtient par une augmentation de la convexité du cristallin, due à la contraction des fibres circulaires du muscle ciliaire; au contraire, pour la vue des objets éloignés, le muscle ciliaire se relâche et toute trace d'accommodation disparaît.

Après une lecture prolongée, la vue des objets est moins nette; c'est qu'il s'est produit ou bien du spasme du muscle ciliaire, ou une augmentation de longueur du globe oculaire.

En somme, certains yeux s'adaptent à la vision des objets rapprochés par l'allongement de leur axe quand on leur demande un effort d'accommodation trop intense. Ce sont ces yeux qui deviennent myopes ou qui voient leur myopie augmenter lorsqu'ils sont soumis à des efforts prolongés d'accommodation.

Dans son traité d'ophtalmologie, M. le professeur Rohmer dit, dans le chapitre consacré à la myopie : « La myopie est héréditaire, mais très rarement congénitale; on ne l'observe jamais pour ainsi dire à la naissance.

« Mais l'enfant apporte souvent au monde la prédisposition à devenir myope, pour peu que les causes occasionnelles soient mises en jeu; on voit la myopie apparaître dès l'âge de sept à dix ans, c'est-à-dire dès que l'accommodation prolongée provoquée par le travail de près, entre en jeu.

« Le travail oculaire à courte distance est certainement la grande cause déterminante de la myopie et surtout le travail dans de mauvaises conditions d'éclairage. C'est ce que montrent les nombreuses statistiques faites dans les écoles et collèges de tous pays, d'après lesquelles on voit nettement le nombre d'élèves myopes progresser avec l'élévation des classes et la multiplication des heures de travail par jour.

« La myopie est certainement plus fréquente à la ville qu'à la campagne. Les causes qui président directement à l'allongement de l'axe antéropostérieur de l'œil sont : la pression des muscles droits pendant les efforts exagérés de convergence, de telle sorte que le pôle postérieur de l'œil qui est le moins résistant devient ectatique.

« L'hyperhémie, l'augmentation de tension vasculaire et de la pression qui diminuent la résistance des enveloppes oculaires et résultent de la flexion exagérée de la tête et de toutes les conditions qui favorisent la stase veineuse dans la région céphalique, enfin la forme de l'orbite très large et profonde chez certaines races (Allemands), à crâne très développé, prédispose aussi à l'allongement du globe. »

Myopie et civilisation

« Il résulte de tout cela que l'œil myope se rencontre surtout chez les races civilisées et dans la race humaine, tandis que les animaux sont à peu près tous hypermétropes ; la myopie serait donc un degré d'usure de l'appareil visuel. » (Rohmer.)

Dès lors, rien de surprenant, d'après ces conditions, à ce que la myopie augmente de jour en jour, car ses causes se multiplient dans les conditions actuelles de la lutte pour là vie.

Les animaux, les peuples primitifs, les races frustes et campagnardes, de par les nécessités même de leur existence, mettent fort peu en jeu leur accommodation, car leur vue s'exerce le plus souvent sur des objets assez éloignés et dans de vastes horizons.

Dans la vie moderne, au contraire, chez les peuples civilisés, l'activité intellectuelle, prédominant fâcheusement, est venue, hyperhémiant le cerveau, faire courber la tête et tendre dès le jeune âge la vue sur les livres, dans des conditions de station souvent défectueuses et avec un éclairage trop souvent insuffisant.

La myopie et l'école

Et l'on comprend, dès lors, que ce soit à l'école surtout que naît la myopie et qu'elle s'y développe chez ceux qui en apportent la prédisposition, car à un pareil surmenage, de même qu'un cœur surmené se dilate, l'œil surmené, « forcé » (Rohmer), s'hypertrophiant en quelque sorte, s'allonge et la myopie est alors constituée. Et l'œil est d'autant plus facile à forcer que ce surmenage lui est imposé pendant une période où il n'a pas encore atteint son complet développement.

L'enfant ne naît pas myope : tout au plus apporte-t-il des prédispositions; l'hypermétropie prédomine dans les premières années et la myopie s'installe entre huit et quinze ans, débutant avec les études un peu soutenues et sérieuses.

En 1865, Hermann Cohn, à la suite de l'examen de 10.000 élèves dans sa ville natale, crut pouvoir formuler les conclusions suivantes, qui établissent nettement les rapports entre la myopie et l'école :

1º Dans les écoles rurales, les myopes existent à peine : leur nombre augmente avec la progression des exigences et atteint son maximum dans les « gymnases »;

2º Le nombre d'élèves augmente de la plus petite à la plus haute classe dans tous les établissements et d'une manière à peu près continue;

3º La moyenne de la myopie s'accroît de classe en classe.

C'est-à-dire que les myopes le deviennent de plus en plus, et il montre, d'après une statistique, dans les écoles rurales : 1% de myopes; élémentaires : 5 à 11%; filles : 10 à 24%; gymnases : 30 à 35%.

Il appelle « myopie des examens » celle qui se rencontre dans les hautes classes chez les sujets s'adonnant à des travaux intellectuels très poussés en vue d'examen pour le droit, examen de physique, etc. Et pour bien démontrer que la myopie naissait de la scolarité, il examine les élèves d'une école à trois reprises dans le courant de trois semestres : lors du deuxième examen, 17 avaient passé de la vision normale à la myopie, et parmi ceux notés comme myopes, plus de la moitié avaient vu leur infirmité augmenter; comme il le dit : « il avait vu leur myopie naître sous ses yeux. »

Le Dr Georges Martin (Bordeaux), dans un article paru dans le *Journal de médecine* de Bordeaux (26 novembre et 3 décembre 1893), intitulé : *Étiologie et Prophylaxie de la myopie scolaire*, établit que le travail scolaire rend myope et donne comme preuves les faits suivants :

1º Dans les écoles, la fréquence de la myopie est en raison inverse du temps donné aux exercices physiques.

Et il donne des chiffres montrant que les Français, qui consacrent aux exercices physiques un temps plus grand que les Allemands, mais moindre que les Anglais, ont moins de myopie que les premiers, mais plus que les seconds;

2º Le degré de la myopie s'abaisse et les complications diminuent dans les établissements où un temps plus long est consacré aux exercices physiques;

3º La myopie scolaire s'arrête fréquemment dans son évolution chez les jeunes gens qui se livrent aux exercices physiques;

4º Chez les jeunes filles qui s'adonnent à peu de mouvement, la myopie scolaire, dans les mêmes conditions de travail, se présente plus fréquemment et plus forte que chez les garçons;

5º Dans les écoles de campagnes, les élèves qui mènent une existence plus conforme aux lois de la

nature, présentent toujours une proportion moindre
de myopes;

6° Le meilleur moyen de prévenir le retour du
spasme myopique, précurseur d'une véritable myopie
et engendré par le travail scolaire, est de prescrire
des exercices physiques méthodiques;

7° La plus jeune moitié des élèves des classes élémentaires contient un plus grand nombre de myopes
que la moitié plus élevée, preuve des mauvais effets
sur la vue d'une instruction trop hâtive.

Pour la plupart des ophtalmologistes, il est donc
incontestable que l'école est le foyer de la myopie :
et la vie scolaire favorise ainsi le développement si
fréquent de cette anomalie visuelle par l'intermédiaire
de la mise en jeu continuelle de l'accommodation à
la vue de trop près.

Cohn dit à ce sujet : « Comme il n'est pas douteux
que le regard continu de près est la cause de la myopie,
le but de tous nos efforts doit être d'empêcher les
enfants de se tenir penchés en écrivant et en lisant ».
Ces derniers mots résument l'hygiène de la vue à
l'école. En effet, cette mauvaise attitude, cause de
tout le mal, peut être imputée à un mauvais mobilier
scolaire, à un mauvais type d'écriture, à une mauvaise impression et à un mauvais éclairage, et ce qui
le prouve, c'est que là où les conditions précédentes
répondent aux desiderata, la myopie diminue d'une
façon frappante. Widmarck, dans un ouvrage : *Diminution de la myopie scolaire dans les établissements
d'enseignement secondaire en Suède, pendant la pé-*

riode 1883 - 1908, attribue ce progrès à plusieurs causes :

1º Meilleur éclairage et impression plus soignée des livres scolaires;

2º Diminution de l'étude des langues mortes;

3º Développement des exercices physiques.

C'est devant toutes ces preuves éclatantes, établissant la relation de cause à effet entre l'école et la myopie, que l'on s'est mis à étudier en particulier et d'une manière approfondie chacune des conditions à réaliser touchant l'éclairage, le mobilier, l'écriture, les livres, les caractères typographiques dans les établissements d'instruction pour que le travail s'y fasse d'une façon conforme avec l'hygiène de la vue.

L'éclairage

Éclairage naturel. — Cohn et Javal en ont formulé les règles. Pour le premier, il ne peut y avoir trop de lumière; le second déclare que, par un temps couvert, on doit travailler sans effort à l'endroit le plus mal éclairé.

L'éclairage naturel, qui est sous la dépendance directe de l'orientation des fenêtres et de leurs dimensions, doit être pour les uns (Gariel et Javal) bilatéral; pour d'autres, unilatéral gauche, dirigé obliquement d'arrière en avant, pour que l'écolier reçoive la lumière par-dessus son épaule gauche.

Les surfaces éclairantes doivent être à la surface du sol dans le rapport de 1 à 3 ou mieux 1 à 2. La limite minima est 1/6e, c'est-à-dire six fois plus de sol que de vitrage.

L'éclairage artificiel. — Les conditions qui doivent le régir ont été nettement posées au congrès de la Société française d'ophtalmologie (1910) (Rapport de M. Gariel). Voici ce qu'il y a été dit : « Jusqu'à une certaine limite, l'acuité visuelle croît avec l'éclairement : de là, la nécessité d'obtenir, pour un travail quelconque, un éclairement suffisant :

« 1º Les objets éclairés doivent conserver leur couleur, ce qui est obtenu par une lumière se rapprochant le plus possible de la lumière solaire (l'arc électrique, la lampe à incandescence, à filaments métalliques, l'acétylène, satisfont à peu près complètement à cette condition);

« 2º La source lumineuse ne doit pas fatiguer la vue par des variations brusques d'éclairage. Il convient d'employer des sources dont l'intensité est constante ou à variations lentes.

« Pour éviter en partie les inconvénients de l'instantanéité de l'éclairage dans les lampes à arc, on doit les entourer d'un globe translucide, diffusif, qui sera éclairé par l'arc que l'on ne verra plus et qui deviendra la véritable source de lumière; ces verres absorbant trop de lumière, on les a remplacés par des globes dits « holophotes », en verre transparent, mais dont la surface extérieure présente de multiples facettes qui, par réflexion et réfraction, produisent l'effet cherché;

« 3º Il ne faut pas que les sources lumineuses aient d'effets fâcheux sur la rétine (ceux-ci étant produits par les rayons ultra-violets). »

Il convient de placer les sources à une hauteur assez grande, pour éviter la proximité de l'œil et de la source lumineuse : pour cela, fixer au plafond la source de lumière ou, mieux encore, rendre le plafond lumineux par deux procédés :

1º Le plafond sera en verre dépoli et on installera au-dessus une ou plusieurs sources de lumière dont les rayons sont diffusés par le verre dépoli et éclairent tous les corps placés dans la salle;

2º Employer le plafond comme source de lumière réfléchissante à l'aide de lampes enfermées dans une enveloppe opaque, ouverte seulement à la partie supérieure.

La lumière produite est douce, uniformément répartie, les ombres et pénombres réduites au minimum : c'est un éclairage très agréable.

CHAPITRE III

LES LIVRES
LES CARACTÈRES TYPOGRAPHIQUES

Voyons maintenant quelles sont les conditions conformes à l'hygiène de la vue que doivent remplir les livres d'école.

Le 18 septembre 1880, Hermann Cohn, de Breslau, fit, à la cinquante-troisième réunion annuelle des naturalistes et médecins allemands, une conférence où il traita surtout de l'influence de l'impression et de l'écriture sur les progrès désolants de la myopie, et, vers la même époque, Javal, dans une série d'articles parus dans les *Annales d'oculistique 1878-1879*, sur la « Physiologie de la lecture et de l'écriture », disait : « La nécessité de lire avec une assiduité toujours plus grande et à un âge de plus en plus tendre, des caractères dont la finesse a été en augmentant de génération en génération, a eu pour résultat de généraliser la myopie à un tel point que, si l'on ne prend pas des mesures de précaution, cette infirmité finira par atteindre la totalité de l'espèce humaine. »

La lecture passe pour une des occupations les plus fatigantes qu'il soit et il faut remarquer que, si la rétine peut fonctionner toute la journée sans se fatiguer (voyage en voiture, etc.), c'est que l'on regarde au loin, relâchant toute accommodation qui, au contraire, est mise en œuvre au maximum si l'on applique la vue à distinguer des objets rapprochés, comme cela se fait dans la lecture. Ainsi, les bibliothécaires, les savants, etc., offrent plus de cas de myopie que les imprimeurs, couturières, pourtant occupés à des travaux minutieux, car :

1° La lecture exige l'application permanente de la vue, amenant la contraction incessante du muscle ciliaire ;

2° Ensuite, les livres offrent, à cause du noir sur du blanc, le contraste le plus frappant qu'on puisse imaginer ;

3° Le livre étant fait de caractères situés sur des lignes horizontales, s'il y a immobilité du livre et de la tête, les lignes imprimées et les blancs viennent se peindre sur les mêmes endroits de la rétine, d'où fatigue.

La myopie débute au moment où l'enfant commence à lire couramment et surtout chez les enfants auxquels on donne des livres imprimés en caractères fins avant qu'ils sachent lire aisément.

Dans les plus petites classes, le plus grand nombre de myopes appartient aux plus jeunes. Au début, l'enfant ne lit pas avec cette sorte de divination qui, plus tard, fait comprendre un mot rien qu'à sa forme ; il dévisage chaque lettre, d'où effort très grand, et d'autant plus grand qu'on lui met sous les yeux des caractères plus fins succèdant ordinairement sans transition aux gros caractères qui servent à lui apprendre les lettres.

Aussi voit-on les pauvres petits écoliers se pencher pour mieux voir pendant cette période qui suit la première étude de la lecture et où on les oblige à faire usage de livres imprimés trop fins pour eux.

Javal ajoute plus loin : « Le nombre de myopes est plus grand en Allemagne qu'ailleurs, car en Allemagne règne l'habitude de faire beaucoup lire en dehors de l'école. » « Des heures passées, dit-il encore, à la lueur d'une mauvaise lampe, à déchiffrer des caractères gothiques usés, imprimés sur un papier gris à moitié transparent, suffisent largement pour rendre compte de la fréquence relative de la myopie chez les Allemands. Cette influence pernicieuse de la lecture du soir sur la vue s'est bien manifestée en Alsace où, depuis l'annexion, le nombre des myopes a augmenté, ce qui s'explique par l'introduction des livres allemands dans les classes, et l'obligation où sont les enfants d'emporter du travail à faire chez eux à la veillée. »

Les caractères d'impression

Cohn, ainsi que Javal, ont étudié la typographie des livres scolaires dans ses rapports avec l'hygiène de la vue.

On mesure les lettres par le point ; le point typographique mesure $0^{mm}4$ à l'Imprimerie nationale française.

L'impression en caractères latins doit correspondre comme grosseur aux caractères dits neuf points.

Cohn et Weber, considèrent le caractère de $1^{mm}5$ comme un minimum à tolérer.

Une impression plus petite que $1^{mm}5$ est nuisible aux yeux et il faut prohiber les livres d'école avec des caractères d'impression plus petits que $1^{mm}5$.

Il faut tenir compte, en outre, de la nature des lecteurs. Ainsi, il est à conseiller d'imprimer très gros les livres destinés aux très jeunes enfants, chez qui la myopie est rare et l'hypermétropie fréquente.

L'épaisseur des traits a une grosse importance et les types étroits, agréables aux éditeurs, sont nuisibles aux yeux.

Javal voudrait que les caractères typographiques soient tels qu'ils concilient à la fois les intérêts des myopes et des presbytes.

Les presbytes sont ceux qui se plaignent le plus de la finesse exagérée des caractères, finesse qui, au contraire, est préférée par le myope. Selon cet auteur, des caractères de huit points donneraient satisfaction à tous les deux.

Pour Cohn, il faut non seulement que les lettres soient visibles, mais encore qu'elles le soient facilement, sans efforts, couramment et pendant des heures, à une distance de un demi-mètre.

Pour Javal, le nombre de lettres que doit contenir un centimètre courant ne doit pas dépasser une certaine mesure, par exemple, être égal à la moitié de l'âge de l'enfant (six lettres par centimètre pour un enfant de douze ans). En pratique, au contraire, les caractères employés pour les livres scolaires sont presque toujours trop fins, et, pour les raisons commerciales suivantes : c'est que, avec le tirage colossal des livres classiques, la dépense de l'impression est presque nulle et le prix de revient se réduit à celui du papier et, pour l'économiser, on remplit les pages le plus possible pour utiliser au maximum le papier qui coûte cher.

Cohn distingue dans les caractères, la visibilité et la lisibilité. La visibilité dépend surtout de la largeur du trait et de l'intensité de l'éclairage; la lisibilité dépend plutôt de la grandeur des caractères et de la longueur du trait. En outre, si le blanc compris entre les lettres est un peu plus large que celui qui sépare leurs jambages, chaque lettre se détache mieux par son isolement et la lisibilité augmente.

L'interligne

L'espacement des lettres facilite la lecture, l'impression compacte fatigue beaucoup et il faut prodiguer l'interligne (Cohn), que Javal, au contraire, voudrait diminuer par mesure d'économie.

Un bon interligne doit mesurer 3 millimètres; la limite à autoriser est $2^{mm} 5$.

Longueur des lignes

Au sujet de la longueur des lignes, les auteurs sont arrivés aux conclusions suivantes : plus la ligne est courte, plus il y a de facilité à la lire, parce qu'il faut moins mouvoir les yeux.

La myopie serait grandement favorisée par la longueur des lignes et, en tout cas, cultivée par ce défaut d'impression (Cohn). Les myopes, en effet, pour éviter les cercles de diffusion, rapprochent le livre assez pour voir nettement le commencement et la fin de chaque ligne sans accommoder; le milieu exigeant alors une contraction du muscle ciliaire qui devra être d'autant plus forte que la ligne sera plus longue et la myopie plus forte.

En effet, la distance qui sépare l'œil myope du milieu et des extrémités de la ligne n'est pas la même; il en résulte qu'en parcourant la ligne, le myope doit faire varier son accommodation, la relâchant au début, l'augmentant au milieu, et la relâchant de nouveau pour la fin, ce qui est une cause de fatigue.

C'est, en partie, à l'abus des lignes longues qu'on doit attribuer la fréquence de la myopie en Allemagne.

De ces considérations, il résulte que la longueur des lignes ne saurait excéder 8 à 10 centimètres, avec cinquante à soixante lettres et, dans les grands formats (in-quarto), il sera préférable de disposer le texte en deux colonnes séparées par un intervalle de 3 à 4 millimètres.

Notes au bas des pages

Il serait à désirer qu'on les supprime. Écrites en lettres microscopiques, d'une impression compacte, elles fatiguent doublement les yeux par leur finesse même et par le voyage incessant du regard d'un bout de la page à l'autre.

Nature et teinte du papier

Le papier des livres doit être opaque pour que les caractères imprimés au verso ne transparaissent pas. On doit proscrire le papier « buvard », qui laisse fuser l'encre de l'impression et tache la page opposée.

Les papiers très blancs, bleuâtres, gris ou glacés sont à rejeter, à cause des reflets ou de l'insuffisance de lisibilité. La meilleure couleur est la teinte bois (Javal), très reposante ou la couleur crème (Risley). W. Uthoff, dans un article : « *Relation existant entre l'acuité visuelle et l'intensité de l'éclairage* », aboutit à cette conclusion, conséquence de ses recherches : que l'acuité visuelle est, avec les objets jaunes, aussi bonne et même meilleure qu'avec des objets blancs, et que l'on aurait donc plus ou moins raison de remplacer le papier d'impression blanc par du jaune, comme l'on a tendance à le faire.

Le papier lisse et glacé est complètement à rejeter.

Au congrès de la Société française d'ophtalmologie (1910), les raisons de ce rejet ont été ainsi exposées : « En général, une surface n'est pas absolument réfléchissante ou absolument diffusante, et, très souvent, lorsqu'elle est placée en présence d'une source éclairante, elle renvoie à la fois de la lumière réfléchie et de la lumière diffuse. Cette dernière seule sert à voir le corps sur lequel la diffusion se produit et la lumière réfléchie ne peut que troubler l'action de la lumière diffuse. Si l'on veut lire ou écrire, il y a là un inconvénient très réel qu'il conviendrait d'éviter par l'emploi d'un papier très mat, très diffusif, réfléchissant peu ou pas la lumière. Aussi, la tendance qu'on a maintenant à employer du papier glacé qui réfléchit d'une manière notable, est-elle tout à fait fâcheuse; il serait à désirer que cette mode ne fût pas étendue aux livres de classe ou de travail. »

Les tableaux

Mais, en dehors des livres, l'enfant lit aussi sur des cartes, sur des tableaux.

Le travail au tableau, reposant pour l'accommodation, doit être fréquemment employé.

Le tableau de bois est mauvais, car il perd vite son teint mat; le luisant apparaît dérobant à une partie de l'auditoire les images tracées, d'autant plus que, souvent, le tableau n'est pas en face pour tous les élèves, qui sont alors obligés à des contorsions des membres, de la tête et des yeux pour deviner ce qui y est tracé.

La même critique s'adresse à l'ardoise, au sujet de laquelle Cohn déclare que « l'hygiène de l'œil exige qu'elle soit bannie de l'école et remplacée par l'encre et la plume ».

Dans un article paru in *Centralblatt für praktische Augenheilkunde, « Les tablettes en pierre blanche dans la prophylaxie de la myopie »*, le même auteur formule que « les démonstrations au tableau pourraient être faites sur l'exemple du Dr Körster, de Bonn, qui, pour son cours d'anatomie pathologique, dessine au fusain sur une toile de peintre tendue sur châssis et enduite d'une couleur blanc mat ». D'après Cohn encore, il y aurait avantage à l'usage de tableaux en verre mat, sur lesquels on dessinerait avec de la craie colorée.

Si l'on conserve le tableau noir, il sera lavé ou peint souvent afin de lui conserver sa couleur mate.

Les cartes

Les cartes auront de préférence un fond blanc ou jaune clair pour que le bleu et le rouge des tracés ressortent davantage.

Leurs caractères doivent être assez gros pour qu'un œil normal puisse les lire à la distance de 12 mètres. Leur emploi devra être préféré à celui des atlas, très fatigant pour la vue, à cause de l'exiguïté des traits et des caractères.

CHAPITRE IV

LE MOBILIER — L'ÉCRITURE

A la question du mobilier s'en rattache une très connexe, la question de l'écriture.

En effet, l'élève, assis sur son banc, se sert surtout de son pupitre pour écrire, et un mobilier défectueux lui imposera, en même temps que des attitudes vicieuses, antiphysiologiques, une écriture défectueuse qui retentira sur son appareil visuel et c'est ainsi que la déviation de la colonne vertébrale s'associe si souvent à la myopie chez les écoliers.

L'écriture

La question de l'écriture est sujette à bien des controverses et deux camps contiennent les partisans de l'écriture droite et ceux de l'écriture penchée.

Chaque variété d'écriture a ses défenseurs et des arguments en sa faveur.

Georges Sand avait formulé : « Écriture droite, papier droit, corps droit. » Il est certain que l'écriture droite est la plus ancienne.

Desnoyers, dans un article : « Enseignement de l'écriture », paru in *Revue d'Hygiène*, 1906, p. 753, dit à ce sujet : « L'écriture droite est l'écriture des races jeunes, des peuples enfants primitifs. A l'origine, tous les peuples ont commencé par l'écriture droite : qu'ils aient tracé des figures d'animaux, des signes de n'importe quelle espèce, tout cela était droit, d'aplomb.

« C'est l'écriture des peuples primitifs qui n'ont pas beaucoup à écrire et mettent tout le temps à ce qu'ils écrivent.

« C'est une écriture plus longue à tracer, moins rapide, moins expédiée que l'écriture penchée. Mais, à mesure que la civilisation vient imposer des besoins nouveaux et plus nombreux, que le temps presse davantage, l'écriture restée droite est alors abrégée : on se sert surabondammnent des abréviations qui rendent si difficiles à lire les textes du Moyen Age pour nous et même pour ceux de l'époque, puisque Philippe le Bel interdit les abréviations aux tabellions et aux notaires. Plus tard, pour aller encore plus vite, on substitue à l'écriture droite, l'écriture penchée. »

Le changement se fit vers le dix-septième siècle. On commença alors à abandonner l'écriture droite. Mais on y était rebelle, et seuls, les dauphins, princes, enfants de qualité, n'étaient autorisés à pencher leur écriture que lorsqu'ils savaient déjà écrire couramment. Et Javal rapporte les discussions qui eurent lieu entre les plus célèbres calligraphes, les maîtres à écrire de la maison du Roi, l'Académie royale d'écriture et les délégués de l'Académie des sciences sur les avantages comparés de la ronde classique et de la bâtarde royale.

Pour le professeur Berlin : « Physiologie de l'écri-

ture » in *Annales d'oculistique*, 1883, p. 259-282,
l'écriture droite et les exercices pédagogiques paraissent aller à l'encontre de l'organisation même de l'enfant;

Pour Péchin et Ducroquet : « Rôle de l'écriture au
point de vue ophtalmologique et orthopédique »,
l'écriture droite est plus fatigante et plus compliquée
que l'écriture penchée qui, elle, assurerait la position
de repos du rachis, position bifessière, colonne vertébrale droite et épaules à égale hauteur.

Cependant, l'écriture penchée a été accusée de déformer le thorax et le rachis, de favoriser la myopie
par l'attitude penchée imposée à la tête, ce qui im-
plique une différence de distance des yeux vis-à-vis
de la ligne et une accommodation différente pour chaque œil; et l'œil le plus près de l'objet, accommodant
le plus, est le premier à s'allonger, à devenir myope.
Mais pour M. Desnoyers : « Enseignement de l'écriture », in *Revue d'Hygiène*, ce qui avait fait adresser
des reproches à l'écriture penchée, c'est qu'on avait
laissé le cahier droit, et alors, pour obtenir cette écriture penchée, l'enfant imprimait un mouvement de
torsion à la colonne vertébrale, penchant fortement
la tête et ne regardant plus normalement le plan où il
écrivait. Le remède à cet emploi défectueux de l'écriture penchée devait être d'incliner le cahier, le pencher à gauche; de cette façon, le corps et la tête sont
droits, les jambes d'aplomb et il n'y a aucune torsion
de la colonne vertébrale; le cahier est placé de telle
façon que les traits droits de l'écriture sont perpendi-

culaires au bord de la table, ce que les oculistes s'accordent à regarder comme une chose désirable pour l'organe visuel.

Truc et Chavernac : « Hygiène oculaire et inspection oculistique des écoles », penchent pour l'écriture droite et, pour Javal, il faut commencer par enseigner aux enfants l'écriture droite, cahier droit et corps droit; puis, petit à petit, leur permettre de pencher le cahier, de sorte que la diagonale, partant de l'angle supérieur droit, arrive à tomber perpendiculairement sur le bord de la table, car il reconnaît avec Gariel que « l'écriture penchée est avantageuse à ceux qui ont besoin de gagner leur vie ».

Javal, étudiant les variétés d'écriture, place entre les écritures épigraphiques primitives de droite à gauche et l'écriture græco-latine de gauche à droite, l'écriture *boustrophédon*, alternant de ligne en ligne et rappelant les sillons que trace le bœuf et qui, théoriquement, selon lui, favorise la lisibilité, diminue les chances d'erreur, du fait, économisant d'ailleurs le travail de l'œil, que, après avoir terminé une ligne de gauche à droite, on commence la suivante de droite à gauche.

Cohn considérerait comme un progrès réel l'emploi de la sténographie à partir de la troisième année. Bien que certains caractères soient petits, il estime que l'apprentissage en est facile et qu'il résulte de son usage une économie du temps passé à écrire, d'où économie de la vue.

Quoi qu'il en soit, l'essentiel est que l'enfant ait une bonne attitude et surtout que, dans aucun cas,

il ne travaille à une distance moindre de 30 centimètres, et il y a tout intérêt à obliger les enfants à se tenir
le plus loin possible de leurs livres et cahiers et, dans
ce but, il importe de leur donner en plus d'une lumière
abondante et de livres bien imprimés, un mobilier
convenable.

Le mobilier scolaire

Le mobilier scolaire défectueux est, avec l'éclairage
insuffisant, un des principaux éléments de la myopie
scolaire, en même temps que, par les attitudes vicieuses
qu'il détermine, il est le grand facteur des déviations
de la colonne vertébrale.

Dans le traité d'hygiène d'Arnould, il est dit : « Les
principaux inconvénients du mobilier scolaire sont :

« 1º L'absence de dossier;

« 2º L'écartement exagéré du siège et du pupitre;

« 3º Le défaut de proportion entre la hauteur du
siège et celle du pupitre;

« 4º La mauvaise forme et la mauvaise inclinaison
du pupitre. »

Déjà, en 1863, le Dr Farhner, de Zurich, disait
qu'avec l'ancien modèle l'élève ne peut se tenir droit.

Il trouva que le premier mouvement par lequel l'enfant quitte la position normale est de porter la tête
en avant et à gauche. « Le centre de gravité de la tête
ne passe plus par la colonne vertébrale; les muscles
de la nuque sont obligés de la soutenir; bientôt fati-

gués, ils passent le travail aux muscles du dos, etc. etc., si bien qu'en deux ou trois minutes, la tête repose sur le bras gauche, et les yeux ne se trouvent plus qu'à 8 ou 10 centimètres de l'écriture.

Il faut se résoudre à meubler une même classe de bancs de hauteurs différentes, appropriés à la différence de taille pour les mêmes âges. En effet, si le pupitre est trop bas, l'enfant se penche en avant, car il lui est alors impossible de tenir la tête droite sans fatigue; si le pupitre est trop haut, la tête de l'élève sera trop rapprochée de son pupitre.

Péchin et Ducroquet, dans un article : « Rôle de l'écriture au point de vue ophtalmologique et orthopédique », paru dans les *Annales d'oculistique*, 1908, ont formulé les conditions suivantes d'un bon mobilier :

1º Distance du siège à la table telle que, le sujet se tenant droit, les coudes touchent la table, les bras étant écartés légèrement du tronc;

2º La table ne doit pas être trop basse, car la trop grande distance à la tête solliciterait l'élève à se pencher;

3º La table individuelle aura une longueur suffisante pour que les avant-bras avec les coudes puissent y reposer aisément en prenant la position pour écrire;

4º Le siège sera à dossier suffisamment rapproché de la table, pour que le corps ne soit pas penché en avant;

5º Les élèves seront rangés par rang de taille.

Actuellement, on a abandonné à peu près partout

l'usage de placer l'enfant par rang de mérite, ce qui mettait les enfants à des pupitres disproportionnés à leur taille.

On a supprimé les longues tables à cinq et six places, où grands et petits voisinaient et partageaient des conditions de station nuisibles aux uns et aux autres.

On a remplacé ces vieux modèles par le pupitre à une seule ou à deux places, et, actuellement, les modèles sont nombreux et variés dans leurs formes, leurs matériaux et leurs combinaisons.

Les meilleurs sont à hauteur variable, au moyen de glissières et de vis : pour fixer les règles de leur emploi, on a publié des tableaux permettant, la taille de l'élève une fois connue, d'obtenir immédiatement les dimensions correspondantes du mobilier.

Les plus connus de ces tableaux sont ceux de Cardot, d'Érismann et de la *The hygienic School Furniture* C°.

Voici ce dernier :

TAILLE DES ÉLÈVES	HAUTEUR du pupitre	HAUTEUR de la chaise	LARGEUR du siège
De 1 mètre à 1ᵐ 05	0ᵐ 50	0ᵐ 275	0ᵐ 225
De 1ᵐ 05 à 1ᵐ 10	0ᵐ 518	0ᵐ 287	0ᵐ 231
De 1ᵐ 10 à 1ᵐ 15	0ᵐ 5375	0ᵐ 30	0ᵐ 24
De 1ᵐ 15 à 1ᵐ 20	0ᵐ 555	0ᵐ 312	0ᵐ 246
De 1ᵐ 20 à 1ᵐ 25	0ᵐ 575	0ᵐ 325	0ᵐ 256
De 1ᵐ 25 à 1ᵐ 30	0ᵐ 593	0ᵐ 337	0ᵐ 26
De 1ᵐ 30 à 1ᵐ 35	0ᵐ 612	0ᵐ 35	0ᵐ 27
De 1ᵐ 35 à 1ᵐ 40	0ᵐ 63	0ᵐ 362	0ᵐ 27
De 1ᵐ 40 à 1ᵐ 45	0ᵐ 65	0ᵐ 375	0ᵐ 287
De 1ᵐ 45 à 1ᵐ 50	0ᵐ 668	0ᵐ 387	0ᵐ 293
De 1ᵐ 50 à 1ᵐ 543.	0ᵐ 687	0ᵐ 40	0ᵐ 303
De 1ᵐ 543 à 1ᵐ 593	0ᵐ 706	0ᵐ 412	0ᵐ 309
De 1ᵐ 593 à 1ᵐ 643	0ᵐ 722	0ᵐ 425	0ᵐ 318
De 1ᵐ 643 à 1ᵐ 693	0ᵐ 738	0ᵐ 437	0ᵐ 325
De 1ᵐ 693 et au-dessus	0ᵐ 76	0ᵐ 45	0ᵐ 334

Künze, Farhner, Érismann, Liebreich, Priestley, Smith, Cardot, Nicati, ont préconisé divers mobiliers hygiéniques.

L'excellent « optostat » du Dr Rolland, de Toulouse, répond à toutes les indications scolaires : dans ce modèle, la hauteur du siège peut varier, la hauteur du pupitre également; les pieds ont pour s'appuyer une large planche. Le livre est pacé sur un support incliné que l'on peut mouvoir dans tous les sens; d'autre part, il y a, attenant au pupitre, une barre transversale de hauteur variable, destinée à maintenir la tête de l'élève à distance convenable de son livre ou de son cahier.

Truc et Chavernac préconisent la réorganisation du matériel basée sur les principes suivants et conciliant en utilisant le vieux matériel, l'économie et les exigences de l'hygiène :

1° Répartition individuelle selon la taille des élèves du mobilier existant;

2° Constitution de douze types de tables-bancs à dimensions différentes.

Et ils ont établi un tableau basé sur les données fournies par les auteurs divers de projets scolaires et sur leurs recherches personnelles, et indiquant pour telle ou telle taille les mesures de longueur, largeur, hauteur, etc.;

3° Tables-blancs à une ou deux places seulement;

4° Inclinaison de 15 degrés et distance de la table au banc négative d'au moins 4 centimètres;

5° Dans les écoles maternelles, la table-banc peut,

sans inconvénient, recevoir huit élèves et la distance être nulle ou légèrement positive;

6° Barre d'appui pour les pieds, ou mieux encore, planchette d'une largeur égale à la longueur des chaussures et distante du sol de 10 à 15 centimètres.

C'est par l'ensemble de toutes les mesures envisagées précédemment que l'on finira par enrayer les progrès de la myopie, car, comme le dit Javal, dans une phrase qui résume toutes les considérations des chapitres précédents : « L'économie outrée du luminaire, l'emploi de caractères gothiques trop petits et souvent usés, imprimés sur un papier gris et transparent, l'abus de la lecture au détriment de la réflexion et de l'observation des faits réels, la justification trop large pour les journaux et les livres amenant par une accommodation variant à chaque moment la fatigue oculaire, sont les conditions les plus favorables à l'éclosion et à la progression de la myopie. »

CHAPITRE V

LES ÉCOLES DE LA VILLE DE NANCY

Nous avons vu quelles sont, au point de vue des caractères typographiques, de l'écriture et du mobilier, les défectuosités à corriger et les améliorations à réaliser pour que l'écolier puisse travailler, dans des conditions les plus favorables à son appareil visuel.

Examinons maintenant la situation faite aux élèves des écoles de Nancy sous le rapport des livres et du mobilier. Dans les écoles où nous sommes allé, nous avons mesuré les tables et les bancs et la taille des élèves dans chaque classe pour pouvoir, comparant les chiffres obtenus et les données théoriques, formuler une conclusion.

De même au sujet des livres, chacun a été examiné au point de vue : dimensions des caractères typographiques, longueur des lignes et valeur des interlignes : les mesures trouvées ont été comparées à celles que les auteurs recommandent.

École Didion (rue de l'Équitation)

École de garçons : comprend sept classes contenant des enfants de six à treize ans.

Les tables sont à deux places, avec dossier; il y en a de trois modèles différents (grand, moyen, petit).

Les deux plus grandes classes, pour sujets de dix à treize ans, ont des tables d'un seul modèle pour des tailles variant de 1^m 25 à 1^m 52.

Dans chacune des autres classes, il y a des tables du moyen et du petit modèle.

Dans les deux grandes classes, pour des sujets de dix à treize ans, de tailles variant entre 1^m 25 et 1^m 52, les tables et les bancs ont les hauteurs suivantes :

Tables : grande hauteur . . . . 0^m 80
            petite hauteur 0 70

L'inclinaison du pupitre est de 0^m 10.

La distance entre la table et le banc est négative.

Siège : hauteur . . . . 0^m 45

2º Type de table banc pour sujets de sept à neuf ans, de tailles de 1^m 20 à 1^m 30 :

Tables : grande hauteur. . . . . 0^m 68
            petite hauteur 0 60

La distance entre le banc et la table est de 0^m 03 à 0^m 04.

Siège : hauteur. . . . . 0^m 40

3º Type de table banc pour sujets de six à huit ans de tailles entre 1^m 10 et 1^m 17 :

Table : grande hauteur . . . . 0^m 60
          petite hauteur 0 55

La distance entre le banc et la table est de 0^m 04.

Siège : hauteur. . . . . 0^m 35

Remarques. — Pour les petites classes, la distance entre le banc et la table devrait être négative alors qu'elle est de 0^m 04.

Pour les deux grandes classes, il est regrettable qu'il n'y ait qu'un seul modèle de table pour des élèves de tailles très différentes.

Les tableaux sont en bois noir sauf celui situé vis-à-vis des élèves qui est en un ciment noir coulé dans le mur et qui, luisant, lisse, réfléchit d'une manière nuisible à la perception des images.

D'autres tableaux sont placés latéralement sur lesquels tous les élèves, certainement, ne doivent pas lire sans effort.

En ce qui concerne les mesures des tables-bancs, leur petite hauteur pour le grand modèle est trop forte étant de 0^m 70 : Érismann donnant pour les tailles auxquelles s'adaptent ces mesures 0^m 60 et 0^m 65.

Le siège serait un peu trop haut.

La hauteur de la table, moyen modèle, est légèrement trop forte étant de 0^m 60 alors que Érismann et *The Hygienic* etc. donnent 0^m 56.

Le siège mérite la même critique : 0^m 40; Érismann et *The Hygienic* donnent respectivement 36^{cm} 5 et 33^{cm} 75.

La hauteur 0^m 55, de la taille petit modèle pour des tailles de 1^m 10 à 1^m 17 correspond à peu près aux mesures d'Érismann (0^m 50) et *The Hygienic* (0^m 53 à 0^m 55).

LES LIVRES

DÉSIGNATION de l'ouvrage	PARTIES constitutives du livre	CARACTÈRES typographiques	LONGUEUR des lignes	NOMBRE de lettres au centimètre	VALEUR des interlignes
		millim.	centim.		millim.
Cours de géographie, la France et ses Colonies (Rogeaux et Laborde).	Texte	1,5	8	7	3
	Questionnaire . . .	— de 1	»	»	1
	Sommaire	2	6,5	»	2
	Lecture	1	»	»	1
Sciences physiques et naturelles.— Cours moyen et supérieur	Texte	2	8	»	2,5
	Exercices	1	»	»	1,5
	Résumé	1,5	»	»	2
	Explication des gravures	1	»	»	— de 1
Leçons et devoirs d'arithmétique (V. Drouet, 8e édition)	Texte	1	»	8	2
	Devoirs	1	»	»	1
	Chiffres	2	»	»	1,5
Lectures primaires (6e édition).— Cours moyen.	Texte	2	8,5	5	3
	Remarques	1	»	8	2
	Vers	1,5	»	»	2,5
	Questionnaire . . .	1	»	»	1,5
La vie littéraire à l'école. — Cours moyen. . . .	Texte	1,5	8	5	2
	Remarques, explications	1	»	7	1,5
	Récits.	1	»	6	1,5
	Vers	1	»	6	2
Histoire de France. — Cours moyen	Résumé	1,5	10	7	2,5
	Lecture, récits. . .	1	»	»	2
	Questionnaire . . .	— de 1	»	»	1
	Explication des gravures	1	»	»	1,5
Choix de lectures (Mironneau). — Cours moyen	Texte	1,5	8,5	6	2,5
	Explications, questions	1	4	9	1,5
	Notices biographiques	1	»	»	1
	Légendes des gravures	— de 1	»	»	»
	Vers.	1,5	»	»	2,5
Vocabulaire des écoles (Fournier). — Cours moyen et supérieur . .	Texte	1	»	8	2
	Exercices	1	»	8,5	2
	Questionnaire . . .	1	»	7	2
	Maximes, pensées .	1,5	»	»	4
Premières leçons de langue française (Pierre Ch.). — Cours élémentaire, 1re et 2e années .	Texte	1,5	8	5	2
	Exercices	1	»	6	2
	Dictée.	1,5	»	6	2
	Poésies	1,5	»	6	2
	Développement . .	1	8,5	8	2

DÉSIGNATION de l'ouvrage	PARTIES constitutives du livre	CARACTÈRES typographiques	LONGUEUR des lignes	NOMBRE de lettres au centimètre	VALEUR des interlignes
		millim.	centim.		millim.
Lectures primaires (Tou-TEY). — Cours élémentaire	Texte	2	8,5	5	4
	Questionnaire . . .	I	»	6	2
	Ñotes explicatives .	I,5	»	»	»
Grand syllabaire illustré pour les petits.	Texte	3, 4, 10	9	»	5
Nouvelle lecture rationnelle (NOEL). — Premier livre de lecture courante.	»	3	8	»	5
Mes premières lectures (CHALAMET).	Texte	3,5	8	»	4
	Notes questionnaire	I	»	»	1,5
	Explications d'images	I	»	»	I
Histoire de France. — Cours élémentaire. . .	Texte	I,5	9,5	7	2
	Récils.	I	9	7	2
	Résumé.	2	9	6	3
	Questionnaire . . .	— de I	9	10	0,5

Remarques. — Les livres sont, en général, bien imprimés sur papier assez souvent de couleur jaune, non transparent.

Les caractères typographiques répondent, en général, aux desiderata, cependant il est à regretter que les caractères de 1 millimètre regardés comme insuf fisants se rencontrent encore trop répandus dans certains livres, pour les remarques, questionnaires, notes et récits avec un interlignage trop restreint.

École du Montet (2, quai de la Bataille)

Contient des enfants, garçons et filles, de six à treize ans. Dans chaque classe, il y a trois espèces de tables. Les tables sont à dossier, et ont toutes une barre d'appui pour les pieds.

Voici pour chaque classe les mesures de chacun des trois modèles de table que l'on y trouve :

Première classe

Tables :

Grande hauteur.	0^m 68	0^m 78	0^m 70
Petite hauteur	0 61	0 72	0 68
Longueur	1 04	1 10	1 08
Distance entre la table et			
le banc	»	»	0 04

Bancs :

Hauteur.	0^m 41	0^m 46	0^m 41
Largeur	0 25	0 26	0 25
Hauteur du dossier . . .	0 30	0 28	0 35
Tailles des élèves	De 1^m 40 à 1^m 60.		

Deuxième classe

Tables de trois modèles différents :

Grande hauteur	0^m 72	0^m 68	0^m 65
Petite hauteur.	0 68	0 63	0 62
Longueur	1 04	1 04	1 04

Bancs :

Distance de la table au

banc.	0^m 04	0^m 04	0^m 04
Hauteur.	0 41	0 47	0 36
Largeur	0 25	0 23	0 25
Hauteur du dossier . . .	0 34	0 31	0 32
Tailles des élèves. . . .	De 1^m 24 à 1^m 51.		

Troisième classe

Tables (trois modèles) :

Grande hauteur.	0^m 68	0^m 62	0^m 67

Petite hauteur	0 61	0 57	0 63
Longueur	1 10	1 08	1 04
Distance de la table au banc	0 02	0 02	0 06

Bancs :

Hauteur	0^m 41	0^m 35	0^m 38
Largeur	0 25	0 25	0 25
Hauteur du dossier . . .	0 30	0 26	0 31

Les tailles des élèves varient entre 1^m 05 et 1^m 36.

Remarques. — Il n'y a plus dans cette école les longues tables d'autrefois où l'on entassait cinq à six élèves de tailles bien différentes.

Les tables sont à deux places ce qui est préférable. Il y aurait intérêt à ce que la barre d'appui, pour les pieds, soit remplacée par une planche inclinée ayant à peu près la longueur des chaussures.

Les tables comportent des casiers placés au-dessous, qui empiètent sur la hauteur et qui, par leur situation, sont une gêne pour les jambes.

Chaque classe contient des tables de trois grandeurs différentes qui peuvent s'adapter aux différentes tailles des élèves.

Si nous comparons maintenant les mesures des tables avec les données du tableau de *The Hygienic School Furniture* C^o, nous voyons que celui-ci donne pour des tailles entre 1^m 40 et 1^m 60, 0^m 65, 0^m 66, 0^m 68, 0^m 70, alors que nous avons 0^m 61, 0^m 72, 0^m 78.

Les tables seraient donc un peu trop hautes en général. Il en est de même des bancs.

Pour les tailles de 1^m 24 à 1^m 51, le tableau donne

0^m 59, 0^m 61, 0^m 63, 0^m 65 et les mesures des tablés sont 0^m 63, 0^m 68, 0^m 62.

Pour les élèves de la seconde classe, les tables sont à peu près les dimensions indiquées.

Dans la troisième classe, pour des tailles de 1^m 05 à 1^m 36, nous avons les mesures 0^m 61, 0^m 63, 0^m 57, qui, comparées à celles 0^m 51, 0^m 53, 0^m 59, 0^m 61 du tableau, nous paraissent là encore trop fortes.

Les livres. — En ce qui concerne les livres en usage dans cette école, nous avons constaté qu'ils sont en général bien imprimés, quelques-uns sur papier jaune bois, ce qui est préférable. Le papier est opaque.

Quelques livres (les plus en usage), examinés, nous ont donné les mesures suivantes pour les caractères typographiques, la longueur des lignes, la valeur des interlignes, le nombre de lettres au centimètre :

Lectures primaires (Toutey), cours préparatoire : Texte : caractère typographique 1^{mm} 5 à 2 millimètres. Longueur des lignes : 8 centimètres. Nombre de lettres au centimètre : 4 ou 5. Valeur de l'interligne : 5 ou 3 millimètres.

La géographie (La France et ses colonies) Rogeaux et Laborde (cours élémentaire) a une longueur de lignes normale 8 centimètres, mais l'impression est trop petite : 1^{mm} 5 pour le texte, 1 millimètre pour les lectures et les questionnaires, avec une interligne de 1 à 2 millimètres.

La même critique peut être adressée aux livres

suivants : *Première année de grammaire* (LARIVE et FLEURY); *Histoire de France* (cours élémentaire) (BLANCHET); la *Grammaire du certificat d'études* (AUGÉ). pour lesquels les caractères typographiques mesurent 1 millimètre ou 1^{mm}5, avec interligne de 1^{mm}5 ou 2 millimètres.

Dans ces ouvrages comme dans ceux-ci :

Sciences physiques et naturelles (DUTILLEUL et RAMÉ), *Cours supérieur et élémentaire ;* l'*Arithmétique* (AUVERT), cours moyen et supérieur, il y a ce reproche à faire, c'est que les notes, les notices explicatives, les lectures sont en caractères trop petits (parfois moins de 1 millimètre, avec un interlignage trop restreint).

École communale Stanislas (rue Victor-Hugo)

Enfants de six à treize ans : garçons et filles.

Le mobilier des quatre classes de garçons présente les caractères suivants :

On rencontre encore dans cette école des longues tables à plusieurs places, sans dossier, sans inclinaison du pupitre et à siège vraiment trop étroit. La plupart des autres tables sont à trois ou quatre places. Celles-ci ont : les unes, un dossier allant d'un bout du banc à l'autre, les autres, des dossiers individuels en fer à forme concave attenant aux sièges qui sont eux-mêmes individuels. Chaque classe contient quatre ou cinq variétés de tables de mesures différentes s'adaptant aux différentes tailles.

Première classe

Tailles de 1^m 36 à 1^m 61 :
   Tables :

Grande hauteur. . .	0ᵐ 74	0ᵐ 80	0ᵐ 85	0ᵐ 76
Petite hauteur . . .	0 73	0 76	0 81	0 74
Largeur.	0 40	0 44	0 43	0 30

   Bancs :

Hauteur.	0 45	0 48	0 46	0 45
Largeur.	0 34	0 26	0 26	0 34
Hauteur des dossiers.	De 0ᵐ 25 à 0ᵐ 30.			

Deuxième classe

Tailles de 1^m 29 à 1^m 58 :
   Tables :

Grande hauteur. .	0ᵐ 72	0ᵐ 64	0ᵐ 71	0ᵐ 67	0ᵐ 70
Petite hauteur . .	0 66	0 61	0 69	0 64	0 65
Largeur	0 40	0 40	0 40	0 25	0 40

   Bancs :

Hauteur.	0ᵐ 40	0ᵐ 40	0ᵐ 44	0ᵐ 41	0ᵐ 41
Largeur	0 30	0 35	0 34	0 15	0 26

Troisième classe

Tailles de 1^m 29 à 1^m 48 :
   Tables :

Grande hauteur. . .	0ᵐ 77	0ᵐ 80	0ᵐ 43	0ᵐ 80
Petite hauteur . . .	0 74	0 80	0 42	0 75
Largeur.	0 30	0 35	0 38	0 35

   Bancs :

Hauteur.	0ᵐ 48	0ᵐ 52	0ᵐ 40	0ᵐ 50
Largeur.	0 16	0 17	0 30	0 15

Quatrième classe

Tailles de 1ᵐ 19 à 1ᵐ 36 :
    Tables :

Grande hauteur. .	0ᵐ 72	0ᵐ 70	0ᵐ 80	0ᵐ 78	0ᵐ 71
Petite hauteur . .	0 67	0 66	0 74	0 72	0 67
Largeur	0 40	0 40	0 35	0 30	0 40

    Bancs :

Hauteur.	0ᵐ 45	0ᵐ 40	0ᵐ 47	0ᵐ 46	0ᵐ 40
Largeur	0ᵐ 25	0 25	0 27	0 26	0 26

Remarques. — Le tableau de *The Hygienic* donne comme petite hauteur des tables pour les tailles de 1ᵐ 36 à 1ᵐ 61 (1ʳᵉ classe), 0ᵐ 63, 0ᵐ 65, 0ᵐ 66, 0ᵐ 68, 0ᵐ 70, 0ᵐ 72.

Les mesures prises nous ont donné les chiffres suivants : 0ᵐ 73, 0ᵐ 76, 0ᵐ 81, 0ᵐ 74, chiffres bien trop élevés, car tel élève de 1ᵐ 40, qui devrait avoir une table de 0ᵐ 65 de hauteur, ne peut avoir que des tables de hauteur variant entre 0ᵐ 73 et 0ᵐ 81, où il se trouvera fort mal à l'aise et bien trop penché en avant.

Pour les enfants de la 2ᵉ classe (tailles entre 1ᵐ 29 et 1ᵐ 58) les hauteurs désirables étant 0ᵐ 61, 0ᵐ 63, 0ᵐ 65, 0ᵐ 66, 0ᵐ 68, 0ᵐ 70, ils ont des tables à peu près adaptées à leurs tailles puisqu'elles ont 0ᵐ 61, 0ᵐ 64, 0ᵐ 65, 0ᵐ 66, 0ᵐ 69.

Dans la 3ᵉ classe, les tables pour enfants de 1ᵐ 29 à 1ᵐ 48 ont les hauteurs 0ᵐ 74, 0ᵐ 80, 0ᵐ 72, 0ᵐ 75, bien trop élevées pour ces tailles qui demanderaient les mesures suivantes : 0ᵐ 59, 0ᵐ 61, 0ᵐ 63, 0ᵐ 65, 0ᵐ 66.

Pour les enfants de la 4e classe de tailles de 1^m 19 à 1^m 36, les mesures désirables sont : 0^m 55, 0^m 57, 0^m 59, 0^m 61, 0^m 62, alors que nos mensurations nous ont donné les chiffres suivants : 0^m 66, 0^m 67, 0^m 72, 0^m 74, bien trop forts comme on le voit et qui entraînent fatalement une attitude défectueuse.

Dans cette école, les livres présentent les caractères suivants :

OUVRAGES	PARTIES constitutives	CARACTÈRES typographiques	NOMBRE de lettres au centimètre	VALEUR des interlignes
		millim.		millim.
La Vie littéraire à l'école (PETIT). — Cours moyen	Lectures	1,5	8	2
	Explications	1	8	2
	Sujets de devoirs	1	7	2
	Vers	1,5	7	2
Grammaire du certificat d'études	Texte	1,5	6	2
	Questionnaire	— de 1	10	1,5
Arithmétique (BROUET). — Cours supérieur	Texte	1,5	8	2
	Chiffres	1,5 à 2	»	1,5
	Règles	1	»	2
Lectures et récitations morales (PIERRE et LETRAIT), pour les petits	Texte	2	5	3,5
	Exercices	— de 1	9	1,5

De même, quelques autres ouvrages : Les *Lectures pratiques* (JOST et HUMBERT), cours élémentaire et moyen : les *Sciences usuelles* et l'*Agriculture*, l'*Histoire de France*, ont le texte imprimé en caractères de 1 millimètre avec un interlignage de 1 à 2 millimètres et une longueur de lignes normale.

École Stanislas (rue Victor Hugo), filles

Quatre classes pour élèves de six à treize ans.

La première classe contient deux modèles de tables : d'abord sept grandes tables à six et sept places, à pupitre à peine incliné, sans dossier, avec une planche exiguë pour bancs. Leurs dimensions sont les suivantes :

Tables : hauteur.	0^m 76	0^m 71
largeur	0 41	0 40
Bancs : hauteur.	0^m 52	0^m 45
largeur	0 15	0 15
Distance de la table au banc: : . 0^m 15.		

De plus, trois tables à deux places, avec dossier, qui ont :

Table : hauteur.	0^m 75	0^m 60	0^m 60
largeur.	0 42	0 40	0 40
Bancs : hauteur	0^m 48	0^m 35	0^m 35
largeur.	0 37	0 25	0 25
Distance de la table au banc : 0^m 10.			

La deuxième classe possède aussi deux variétés de tables : vingt tables à deux places, à pupitre incliné et dossier, plus trois tables à trois places sans dossier. Les premières mesurent :

Tables : hauteur.	0^m 71	0^m 72
largeur.	0 62	0 63
Bancs : hauteur.	0^m 46	0^m 46
largeur.	0 26	0 26

Les trois tables du modèle différent mesurent :

Tables : hauteur	0ᵐ 75	0ᵐ 62	0ᵐ 62
largeur.	0 34	0 36	0 36
Bancs : hauteur	0ᵐ 16	0ᵐ 36	0ᵐ 36
largeur.	0 48	0 24	0 24

Dans cette classe, il est probable que ces vingt tables à peu près identiques servent à des élèves de tailles très différentes, dont quelques-unes doivent s'y trouver fort mal à l'aise.

Les trois tables de l'autre modèle sont défectueuses de par l'absence de dossier, l'inclinaison presque nulle du pupitre, et l'étroitesse exagérée du banc (0ᵐ 15).

Dans la troisième classe : six grandes tables à cinq places, sans dossier, avec pupitre à peine incliné, barre d'appui pour les pieds très étroite et presque au niveau du sol, donc d'utilité presque nulle.

Tables : hauteur.	0ᵐ 72	»
largeur.	0 45	»
Bancs : hauteur.	0ᵐ 46	»
largeur.	0 15	0ᵐ 25
Écartement de la table au banc : 0ᵐ 15.		

En outre, trois tables à deux places, avec dossier, mais sans barre d'appui pour les pieds :

Tables : hauteur	0ᵐ 66	0ᵐ 61	0ᵐ 61
largeur.	0 44	»	»
Bancs : hauteur	0ᵐ 40	0ᵐ 39	0ᵐ 39
largeur.	0 25	»	»
Écartement de la table au banc : 0ᵐ 06.			

La quatrième classe contient neuf tables longues
à sept, six et quatre places, de dimensions différentes,
pouvant de ce fait s'adapter aux tailles des élèves
d'âge différent qui les utilisent.

Tables :
Hauteur. . . .   0ᵐ 72   0ᵐ 62   0ᵐ 58   0ᵐ 56
Largeur. . . .   0 40   »   »   0 39
Bancs :
Hauteur. . . .   0ᵐ 46   0ᵐ 40   0ᵐ 35   0ᵐ 35
Largeur. . . .   0 25   0 15   0 25   0 25

La largeur 0ᵐ 15 pour un siège est tout à fait insuf-
fisante.

La classe des tout petits comprend vingt-cinq tables
à deux places, à dossier, barre d'appui pour les pieds,
et pupitre légèrement incliné, dont vingt-deux ont
les dimensions suivantes :

Tables : hauteur. 0ᵐ 56
         largeur 0 36
Bancs : hauteur. 0ᵐ 36
        largeur. 0 25
Écartement de la table au banc : 0ᵐ 03.

Les trois tables de modèle différent, mesurent :

Tables : hauteur. 0ᵐ 50
         largeur. 0 40
Bancs : hauteur. 0ᵐ 28
        largeur. 0 22
Écartement de la table au banc : nulle.

Les livres en usage dans ces classes présentent les caractères suivants :

Premier livre d'instruction et de lecture pour l'enfant (BRUNO) :

Texte : caractère typographique : 2 à 3 millimètres.
— interligne : 3, 5 et 6 millimètres.

Les exercices, les questionnaires, les légendes des gravures sont imprimés en caractères de 1 millimètre, ce qui est trop fin, étant donné surtout le jeune âge (sept à huit ans) des élèves auxquels ce livre est destiné.

Premières leçons d'instruction et de lecture pour l'adolescent (BRUNO) :

Le texte présente des caractères typographiques de 2 millimètres, avec interligne de 4 millimètres et d'autres de $1^{mm}5$ avec interligne de $2^{mm}5$.

Les exercices y sont imprimés en caractères d'une finesse exagérée (moins de 1 millimètre).

Lectures primaires (TOUTEY), cours moyen :

Texte : $1^{mm}5$; interligne : $2^{mm}5$;
Explications, questionnaires : 1 millimètre; interligne : $1^{mm}5$.

Leçons et devoirs d'arithmétique (DROUET), cours moyen :

Texte : $1^{mm}5$; interligne : 2 millimètres;
Problèmes et devoirs : 1 millimètre; interligne : $1^{mm}5$.

Géographie. Nouvel atlas primaire (BROUARD et MAUVENY), cours moyen :

Texte : 1^{mm} 5; interligne : 2 millimètres.

Les noms propres des cartes sont trop fins (moins de 1 millimètre). Les explications, les développements, les lectures ont 1 millimètre avec interligne de 2 millimètres et en certains passages moins de 1 millimètre avec 1^{mm} 5 d'interligne, ce qui est défectueux, d'autant plus que c'est là ce que l'élève a le plus de plaisir à lire dans son livre.

Petite histoire de la Lorraine (PERRON), cours moyen et supérieur :

Texte : 1^{mm} 5; interligne : 2 millimètres; longueur des lignes : 8 centimètres.

Les *Cartes géographiques* imprimées en noir et blanc sont un peu confuses et les noms propres y ont moins de 1 millimètre. Les devoirs, lectures, résumés, questionnaires sont en caractères de 1 millimètre, avec interligne de 2 et 1^{mm} 5.

Les *Sciences physiques et naturelles*, pour enfants de dix à treize ans (cours de certificat d'études primaires).

Texte : caractères typographiques : 1^{mm} 5; interligne : 2^{mm} 5;
Résumé, caractères typographiques : 1^{mm} 5; interligne : 2 millimètres;

Questionnaire : caractères typographiques : moins de 1 millimètre.

Les légendes des gravures ont moins de 1 millimètre.

L'*Histoire de France à l'école* (BLANCHET et TOUTAIN), cours du certificat d'études primaires :

Texte, caractères typographiques : $1^{mm}5$; interligne : 2 millimètres;

Récits, lectures, biographies, caractères typographiques : 1 millimètre; interligne : $1^{mm}5$;

Questionnaires, caractères typographiques : 1 millimètre; interligne : 1 millimètre.

Les cartes jointes au texte comportent des noms propres en caractères de moins de 1 millimètre.

Il serait à désirer que l'on imprime davantage en caractères de plus de $1^{mm}5$, qui sont les plus répandus et que Cohn considérait comme ayant la grandeur minima.

Le caractère de 1 millimètre est trop fréquemment rencontré, et il est tout à fait contraire aux indications de l'hygiène, que les notes, explications, lectures, questionnaires aient moins de 1 millimètre.

École Mon-Désert (rue de Graffigny)

Mobilier. — Le modèle du mobilier de cette école a déjà été rencontré dans les autres.

Les tables sont à deux places, pupitre incliné, dossier et barre d'appui pour les pieds. Leurs dimensions sont différentes pour chaque classe : mais dans chaque classe les tables ont la même hauteur.

Livres. — Quelques-uns ont été déjà vus antérieurement. La plupart sont imprimés en caractères de 1mm 5 à 2 millimètres pour le texte avec interlignes de 2 millimètres.

Il faut signaler l'*Histoire de France* (CALVET), où le caractère de 1 millimètre domine; les questionnaires et exercices y ont moins de 1 millimètre; le *Cours primaire de grammaire française* (DUSSOUCHET), presque entièrement imprimé en caractères de 1 millimètre et le *Choix de fables* qui mérite les mêmes critiques.

Considérations générales sur les autres écoles

Pour les autres écoles :
École des Trois-Maisons (rue Saint-Fiacre);
   — Braconnot, rue Braconnot;
   — Callot, rue Callot;
   — des Grands-Moulins, rue Guilbert-de-Pixe-récourt;
   — Saint-Georges, rue des Jardiniers;
   — Ory, rue de la Salle;
   — Saint-Pierre, rue de Strasbourg;
   — du boulevard d'Alsace-Lorraine;
   — de Boudonville, rue de Boudonville;
il n'y a rien de particulier à signaler, le mobilier y est le même que celui que nous avons rencontré ailleurs.

A part quelques vieilles tables, longues, à plusieurs places, à banc étroit et sans dossier (rares d'ailleurs), ces écoles sont toutes munies de modèle de tables à deux places, pupitre incliné, banc suffisamment large, dossier et barre d'appui pour les pieds. Quelques-unes de ce modèle, plus vieilles, sont plus massives, plus lourdes et moins confortables que celles du même genre, plus neuves, plus légères, plus faciles à déplacer que l'on trouve dans les écoles neuves (Braconnot), ou transformées.

Quant aux livres, les descriptions déjà données leur sont applicables, mêmes caractères, même longueur de lignes, même interligne, donc mêmes qualités et mêmes défectuosités.

En ce qui concerne les écoles de filles :
École Braconnot ;
   — des Trois-Maisons ;
   — Saint-Georges ;
   — Sainte-Anne (rue Jeannot) ;
   — Saint-Nicolas (rue Saint-Nicolas) ;
   — Saint-Pierre ;
   — du Montet ;
   — Raugraff ;
   — Stanislas ;
   — de Boudonville ;
   — de Mont-Désert ;
   — du boulevard d'Alsace-Lorraine ;
quelques-unes, annexées à des écoles de garçons, sont pourvues d'un mobilier identique à celles-ci ; c'est-à-

dire que le modèle dominant est la table à deux places, déjà décrite. D'autres possèdent encore les vieux modèles de tables longues à plusieurs places (école Stanislas, école Sainte-Anne).

Quant aux livres, les observations et les remarques faites pour ceux des garçons leur sont, dans l'ensemble, applicables.

CHAPITRE VI

CONCLUSIONS GÉNÉRALES

Dans les écoles de Nancy, les tables sont presque toutes du même modèle : tables à deux places, pupitre incliné, dossier, barre d'appui pour les pieds ; les unes vieilles, lourdes, massives ; les autres, neuves, plus légères et plus confortables.

On ne rencontre plus que rarement les tables longues, à plusieurs places, sans dossier, à banc étroit.

Tel qu'il est cependant, le mobilier ne répond que partiellement aux conditions exigées par l'hygiène.

Dans trop de classes, on trouve pour des élèves de tailles différentes, des tables ayant les mêmes dimensions. Cependant, il est des classes où l'on adapte consciencieusement la table à l'élève.

En général, pour les tailles extrêmes, les mesures des tables-bancs, donnent des chiffres trop forts.

Les élèves des tailles intermédiaires ont seuls des tables-bancs qui leur conviennent. Il serait à désirer que les longues tables, à plusieurs places, si défectueuses à tous égards, soient supprimées.

Les livres, assez bien imprimés, sur papier opaque, mat, assez souvent de teinte jaune, ce qui est favorable, laissent à désirer sous certains rapports.

Si la longueur des lignes, si l'épaisseur des traits

possèdent les mesures désirables, par contre, il est regrettable que le caractère typographique courant ne dépasse que rarement pour le texte 1^{mm} 5, qui est le minimum tolérable. Les noms propres des cartes et des gravures sont en caractères d'une petitesse exagérée et absolument nuisible (étant de moins de 1 millimètre).

Enfin, la plupart des livres contiennent trop de notes, résumés, lectures, récits, d'un type d'impression compacte et fâcheusement exiguë.

L'interlignage est souvent au-dessous de la mesure 3 millimètres indiquée comme préférable.

BIBLIOGRAPHIE

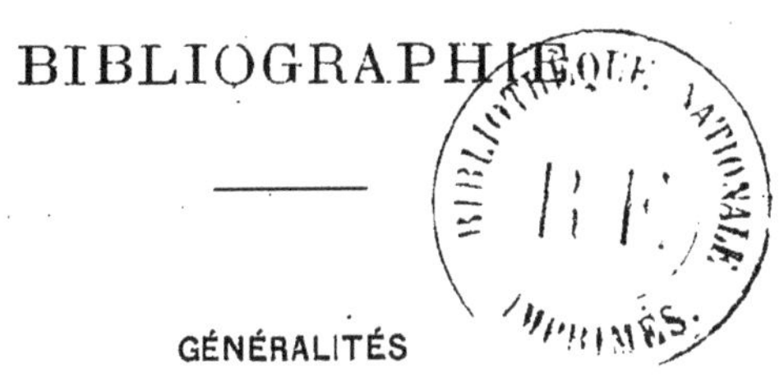

___

GÉNÉRALITÉS

Boudin, *Contribution à l'hygiène publique*. Paris, 1869.

Baginsky, *Manuel de l'hygiène des écoles*. Berlin, 1877.

Gariel, *Rapport à la Société d'ophtalmologie de Paris*. 1881.

Javal, *Rapport à la Société d'ophtalmologie de Paris*. 1882.

Javal, *Rapport général de la commission d'hygiène*.

Fuchs, *Causes et prévention de la cécité*. Traduction Fieuzal. Paris, 1885.

Galezowski, *De l'hygiène de la vue dans les écoles. Recueil d'ophtalmologie*, 1886.

Maugenot, *Inspection sanitaire des écoles* (Société d'hygiène publique, 27 mai 1887).

Inspection et surveillance médicale des écoles. Rapports de Wasserfuhr (Berlin), Cohn (Breslau) et Napias (Paris), Congrès d'hygiène et do démographie de Vienne, 1887.

Priestley-Smith, *Congrès d'ophtalmologie de Heidelberg*. 1888.

Galezowski et Koff, *Hygiène de la vue*. Paris, 1889.

Erismann, *Die Schul-Hygiene auf der Jubiläumsaustellung der Gesellschaft für Beforderung der Arbeitsamkeit in Moskau*. Moscou, 1889.

Féret, *Essai sur l'hygiène scolaire*. Paris, 1890.

Rembold, *Schulgesundheitpflege*. Tubinge, 1890.

Hippel, Article de la *Revue générale d'ophtalmologie*, 1890.

Belliard, *Rapport à la Société d'ophtalmologie de Paris*.

Siméon Snell, *La vision et l'école*. Bristol, 1895.

S. D. Risley, *School Hygiene* (in Norris and Oliver : *System of Diseases of the Eyes*). Londres et Philadelphie, 1897.

Van der Meer, *Examen des yeux des écoliers du gymnase et*

*des écoles municipales supérieures d'Amsterdam durant l'année
1898*. Thèse d'Amsterdam.

Féret, *Études sur l'hygiène scolaire*. Paris, 1890.

Robins, *Medical inspection of school* (*Med. Rev.* of Re. N. Y.,)
110-115.

Journaux et Revues : la *Revue pédagogique ;* l'*Hygiène scolaire ;*
la *Médecine scolaire*. Paris, Delagrave.

Wolfberg, *Wochenschrift für Therapie und Hygiene des Auges.*
Dresde.

Leprince et Bérard, *Hygiène et thérapeutique oculaire*. Bourges.

Bertin-Sans, *Annales publiques d'hygiène*, 1882.

Gariel, *Encyclopédie d'hygiène*, t. III, p. 2545.

RÉFRACTION

Florschutz, *Auge und Brille*. Cobourg, 1880.

Nordenson, *Recherches ophtalmométriques sur l'astigmatisme de
la cornée des écoliers de sept à vingt ans* (*Ann. d'Oc.*, t. LXXXIX,
p. 100).

Dransart, *La myopie scolaire* (*Ann. d'Oc.*, t. XCIII, p. 136).

Pfluger, *La myopie scolaire*. Paris, 1887.

Martin, *Étiologie et prophylaxie de la myopie scolaire* (*Journ.
de méd. de Bordeaux*, 26 nov. et 3 déc. 1893).

Rolland, *Myopie des liseurs*. Maloine.

Bonsignorio, *Les vices de la réfraction chez les écoliers* (*Tribun.
méd.* Paris, 2e sem., t. XXXIII).

Steiger, *Enquête sur l'état de la vision dans les écoles primaires
de Zurich* (*Cor. Bl. für Schw. Aertzte*).

Delord, *Le péril myopique*. Nîmes.

Callan, *The influence of school life on vision* (*New-York*, M. J.,
t. LXX, p. 192-193).

Freundenberg, *Zur Schulartzfrage* (*Neue Zeitung*, 1900).

Delobel, *Hygiène de l'écolier.*

Hirsch, *Schulhygiene in Schöneberg* (*Berl. Klin. Wochenschrift*).

Stephenson, *L'histoire ophtalmique d'une école anglaise* (1856
à 1900). Sydney (*Archives of opht.*, vol. XXIX, no 4).

Risley, *Société médicale de Philadelphie*, 19 décembre 1901.

Foveau de Courmelles, *Hygiène scolaire* (*Ann. de méd. et de chir.*, 1901).

Desfosses, *Médecine et hygiène scolaire* (*Presse méd.*, t. I, p. 403).

Cornet, *Inspection médicale des écoles primaires à Paris* (*Progrès médical*, 1903, 3e semestre, t. XIII, p. 108-109).

Rabier, *Hygiène scolaire*. Paris.

Enquête sur la vision des enfants qui fréquentent les écoles de Londres (*British med. Journ.*, 1903, p. 613, et *Ann. d'Oc.*, p. 474, 1903).

Baudry, *L'hygiène oculaire à l'école*. 22e conférence pédagogique faite à la Faculté des lettres de Lille.

Joland, *Hygiène oculaire*, 2e édition, 1907.

BATIMENTS — MOBILIER — APPAREILS

Farhner, *Das Kind und der Schultisch*. Zurich, 1865.

Liebreich, *A contribution to School Hygiene*. Londres.

Baginsky, *Manuel de l'hygiène des écoles*, 1877.

Eulenberg, *Zur Schulbankfrage* (*Vierteljahrschrift für Med.*, Berlin, 1878).

Dally, *De l'hygiène scolaire*. Paris, 1878.

Nicati, *Recherches d'hygiène scolaire faites à Marseille. Les bancs d'école* (*Marseille médical*, 1879).

Guillaume, *Quel est le meilleur ameublement scolaire sous le rapport hygiénique?* (Congrès de Bruxelles).

Jagerink, *Le banc-pupitre* (*Rev. de clin. et d'électro.*, Paris, t. II, p. 180-182).

Schenk, *Nouveau banc d'école* (*S. A.*, 1889, n° 16).

Stuver, *The Home and the School* (*Bull. Ann. Acad. M. V.*, p. 53-59, 1900).

Foveau de Courmelles, *Leçons de choses et matériel scolaire au point de vue de l'hygiène* (Association française pour l'avancement des sciences, 1901).

Foveau de Courmelles, *Étude critique et hygiénique de divers mobiliers scolaires* (*Ann. de Méd. et Chir. Inf.*, Paris, t. VI, 1902.)

Armaignac, *Le mobilier scolaire dans ses rapports avec l'hygiène de l'œil myope* (*Rev. clin. d'oculistique*, n° 8, p. 117).

LECTURE — ÉCRITURE — TYPOGRAPHIE

Javal, *Essai sur la physiologie de la lecture* (*Ann. d'ocul.*, t. LXXX et LXXXI).

Schubert, *Maintien de la téte pendant la lecture* (Soc. opht. de Heidelberg).

Lawrentieff, *L'instruction technique et son influence sur les yeux* (*Westnick obshestvennoi higieny*).

Journal de pharmacie et de chimie : Influence des papiers glacés sur les yeux.

Rolland, *La lutte contre les déformations des yeux et de la colonne vertébrale par la lecture* (*Bull. d'ocul.* de Toulouse).

Javal, *Physiologie de la lecture et de l'écriture.* 2e édition. Alcan, Paris.

Bergougnan, *Sur l'écriture droite : méthode nouvelle*, chez Cornély.

Zehender, *Sur l'influence de l'enseignement dans les écoles au point de vue de la myopie.* Stuttgard, 1880.

Truc et Chavernac, *Hygiène oculaire et inspection oculistique des écoles.* 1908.

Mme Bousquet-Rabinovitch, *Écoles normales d'instituteurs et institutrices* (*Contribution à l'inspection oculistique des écoles de Montpellier*). Thèse de Montpellier, 1905-1906.

TABLE DES MATIÈRES

———

Nancy, impr. Berger-Levrault et Cⁱᵉ